EXPOSÉ

DES

SIGNES PRONOSTICS

DE LA MORT PROCHAINE

BORDEAUX

IMPRIMERIE G. GOUNOUILHOU

11, RUE GUIRAUDE, 11

1863

L'exercice de la médecine, pendant quarante ans, dans les communes rurales, m'a souvent rendu témoin du regret manifesté par Messieurs les Curés d'avoir été déçus dans leur intention de porter à leurs malades les derniers secours de la religion : l'idée qu'ils s'étaient faite du degré de gravité de la maladie, lors de leurs premières visites, n'avait pas été à même de leur faire supposer une issue fatale et aussi prochaine, et ils n'avaient pas été assez tôt prévenus pour arriver à temps.

J'ai pensé qu'un petit opuscule, concis, exposant tous les signes reconnus comme annonçant, avec une presque certitude, la mort plus ou moins prochaine, leur serait utile et les mettrait en mesure, avec un peu de lecture et d'observation, d'éviter à l'avenir de semblables mécomptes.

Tous les symptômes décrits dans ce petit travail ont été reconnus très souvent par moi comme signes d'une mort plus ou moins prochaine et presque toujours inévitable; j'ai eu soin de corroborer mes observations de l'autorité des écrivains les plus estimés dans le corps médical.

Est-ce à dire, toutefois, que ces signes sont infaillibles? Non; mais si je consulte mes souvenirs, j'ose affirmer qu'ils annonceront la véritable issue, dix-neuf fois sur vingt, lorsqu'ils auront été recueillis avec une attention même vulgaire.

1863.   Dr GRÉZEAU,

Médecin de l'hospice civil de Saint-Macaire (Gironde).

BORDEAUX, IMPRIMERIE G. GOUNOUILHOU,
rue Guiraude, 11.

EXPOSÉ

DES

SIGNES PRONOSTICS

DE LA MORT PROCHAINE

———o—0—o———

Signes tirés de la face.

La face hippocratique, présage d'une mort prochaine, est ainsi décrite par Hippocrate : le nez est aigu, les yeux enfoncés, les tempes affaissées, les oreilles froides, contractées, et renversées à leur extrémité ; la peau du front est dure, tendue et desséchée, la couleur de toute la face est d'un vert pâle, noire, livide ou plombée.

On doit cependant observer que ce groupe de symptômes peut dépendre de grandes évacuations accidentelles, de l'onanisme, des veilles immodérées, en un mot des excès en tous genres ; dans ce cas, il n'est pas accompagné de la fréquence du pouls, de la faiblesse générale, du froid des extrémités ou d'une sueur froide ; et alors il n'est pas d'un si mauvais augure et n'indique qu'un épuisement qui n'est pas irrémédiable.

Si le visage devient tout à coup plombé dans les hydropisies, la mort est prochaine. (BAGLIVI.)

Le strabisme, c'est à dire lorsque les malades louchent, est un signe des plus funestes dans les maladies aiguës ou chroniques ; on doit cependant s'informer si cet état des yeux ne date pas de la naissance ou de la première enfance. (HIPPOCRATE.)

Les maladies aiguës sont caractérisées par une réaction forte et vive qui détermine promptement la guérison ou la mort. Les maladies chroniques, au contraire, manquent du degré d'action nécessaire à cet effet et sont conséquemment beaucoup plus longues. Ces deux laps de temps ne peuvent être désignés d'une manière absolue; ils diffèrent selon les organes malades et dépendent du degré de vitalité de chacun d'eux :

Lorsque, durant le sommeil, on aperçoit le blanc des yeux à travers les paupières qui ne se ferment pas entièrement et que le malade n'a pas l'habitude de dormir ainsi, c'est un signe très funeste. (HIPP.)

Lorsqu'à la fin d'une fièvre, la cécité survient, les autres mauvais signes persistant, le malade est menacé d'une mort prochaine. (LE ROY.)

Les lèvres sans vie, pendantes, froides et blanches, annoncent une mort prochaine. (HIPP.)

Le grincement des dents durant le sommeil, est un signe des plus funestes chez les enfants, lorqu'ils n'en n'ont pas l'habitude dans l'état de santé. (HIPP.)

Une chaleur brûlante, un profond sommeil, avec vertiges et horreur de la lumière lorsqu'on tâche d'éveiller le malade, est un signe mortel. (HIPP.)

Cette espèce de poussière que l'on aperçoit sur les cils et sur les poils des narines, vers la fin des fièvres graves, est un signe mortel. (HIPP.)

Des attitudes et mouvements du corps.

Ceux qui tombent souvent et sans cause manifeste dans de profondes défaillances meurent subitement. (HIPP.)

Les malades qui dorment la bouche ouverte, couchés sur le dos, les bras et les jambes tendus et éloignés du corps, sont en très grand danger. (HIPP.)

Lorsque dans les fièvres typhoïdes ou autres maladies aiguës, le malade porte ses mains au visage, chasse aux mouches et arrache des flocons des murs et des couvertures, ces signes sont mortels. (HIPP.)

Dans les maladies aiguës, se remuer, se tourner et se lever avec aisance, est un très bon signe. Le contraire indique une maladie ou mortelle ou dangereuse ou longue. (HIPP.)

Lorsque dans les sept premiers jours d'une fièvre typhoïde, le malade n'a pas la force de s'asseoir seul sur son lit, et que ce symptôme ne dépend pas d'une douleur ou d'une attaque de paralysie antérieure, le cas est inévitablement mortel.

De l'état de la peau.

La peau tendue, sèche et aride, est un très mauvais signe. (HIPP.)

Les synapismes et les vésicatoires produisant peu ou point d'effet sur l'épiderme, sont un très mauvais signe.

Le décollement du derme sur les endroits où les sangsues ont été appliquées, sont des signes mortels. (CHAUMEL.)

L'odeur fétide qui s'exhale des endroits où l'on a appliqué des vésicatoires, annonce une mort prochaine.

Les sueurs froides sont mortelles dans les fièvres. (HIPP.)

Les taches livides, violettes, noires, lorsqu'elles se montrent dans les fièvres tiphoïdes, annoncent la mort.

Lorsque la jaunisse et le hoquet surviennent ensemble dans les maladies, c'est un signe mortel. (HIPP.)

Lorsque dans les maladies aiguës les ongles et les doigts deviennent livides, c'est un signe mortel. (HIPP.)

Dans les fortes douleurs du ventre, le froid des extrémités annonce un très grand danger. (HIPP.)

La couleur bleue, violacée des lèvres, des gencives, de la langue, jointe à une grande gêne de la respiration, indique un commencement d'asphyxie et par suite la mort.

Du froid et des frissons.

Les frissons à la suite desquels les malades ne peuvent se réchauffer, sont presque toujours funestes. (HIPP.)

Les frissons qui surviennent à la suite des couches ou après l'avortement, annoncent le plus grand danger. (HIPP.)

Les frissons qui surviennent dans une fièvre qui a déjà consumé les forces, est un signe mortel. (HIPP.)

Le refroidissement des extrémités qui vient avec ou après une forte colique, est un très mauvais signe. (HIPP.)

Le frisson violent qui n'est pas suivi de la sueur, est toujours un mauvais signe.

Le froid des extrémités et les sueurs froides accompagnés du délire, de frayeur et du découragement, est un signe mortel. (HIPP.)

Ceux qui meurent d'une fièvre intermittente pernicieuse, expirent dans le commencement de l'accès et rarement dans l'augment, l'état ou la déclinaison. (SYDENHAM. BAGLIVI.)

Le froid des extrémités, accompagné d'une profonde léthargie, est un signe mortel. (HIPP.)

Le froid des extrémités, accompagné de sueurs visqueuses et froides, le pouls étant presque nul, annonce une mort prochaine. (LAUDRÉ-BEAUVAIS.)

Un grand frisson survenu à la suite d'une opération chirurgicale, annonce le passage du pus dans le torrent circulatoire et conséquemment la mort. (BLANDIN.)

De l'état des oreilles.

Une forte douleur dans l'une ou dans les deux oreilles avec fièvre continue et violente, est à craindre; le délire et la mort en sont ordinairement la suite. (HIPP.)

L'écoulement du pus par l'oreille n'annonce pas un cas très grave chez les enfants. Il est au contraire d'un très mauvais augure chez l'adulte et le vieillard.

Dans toutes les maladies, aiguës ou chroniques, la perte des facultés de voir et d'entendre annonce une mort prochaine. (HIPP.)

L'écho et le bourdonnement d'oreilles, semblable à celui des abeilles, sont mortels dans les fièvres graves. (HIPP.)

La surdité dans les fièvres est un signe de guérison, si les autres symptômes ne sont pas dangereux. (BAGLIVI.)

De l'état de la langue.

La maladie est des plus graves quand le malade, oubliant de retirer sa langue, la laisse sur la lèvre inférieure.

Quand le malade sort sa langue difficilement et la retire tremblante, c'est un signe d'une grande faiblesse qui n'appartient qu'aux maladies les plus graves. (LEROY.)

Dans les aiguës et autres maladies graves, la langue froide est un signe de mort prochaine. (Rivière.)

De l'état de la gorge.

Dans la fièvre, une suffocation subite sans tumeur à la gorge est mortelle. (Hipp.)

Si dans une fièvre le cou se renverse subitement et que la déglutition soit à peine possible sans qu'il y ait tumeur, le cas est mortel. (Hipp.)

Quand la violence de la suffocation contraint le malade à rendre ses excréments, il est désespéré. (Hipp.)

L'impossibilité de la déglutition dans les fièvres graves et dans les apoplexies annonce une mort prochaine. (Debreine.)

Il en est de même lorsque le liquide tombe dans l'œsophage comme dans un tube inerte et fait entendre un bruit sourd.

Des vomissements.

Le vomissement de matières noires et fétides est mortel. (Hipp.)

Le hoquet qui succède au vomissement est un très mauvais signe. (Hipp.)

Le vomissement de matières noires soulage quand il est l'effet d'un médicament; mais il est très dangereux quand il survient spontanément. (Hipp.)

Des déjections alvines.

Les matières semblables à de la rouille de fer dissoute, sont un signe mortel. (Chesneau.)

Le flux de ventre qu'amène une maladie lente, est redoutable. (Hipp.)

Lorsque dans la dysenterie la langue s'enflamme et que le malade a de la peine à avaler, il est perdu sans ressource. (Baglivi.)

S'il survient une diarrhée dans une violente colique de miséréré, c'est un signe de gangrène générale et d'une mort prochaine. Si le ventre se tend et si on rend beaucoup de vents, il ne reste que peu de moments à vivre. (Baglivi.)

Dans toutes les maladies aiguës, les déjections indépendantes de la volonté et de la sensation du malade sont mortelles. (Dequer.)

Des urines.

La suppression des urines dans les maladies aiguës est un signe très pernicieux. (Hipp.)

Les urines sanguinolentes sont dans les fièvres graves un signe fort dangereux et souvent mortel. (Debzeine.)

De la faim et de la soif.

Si après un grand dégoût il survient dans les fièvres graves un grand appétit sans diminution des autres symptômes, on peut prédire que le malade mourra prochainement. (Hipp.)

Si le dégoût pour les aliments persiste dans la convalescence, on peut prédire une rechute. (Baglivi).

Si la soif est extrême et est accompagnée de la sécheresse et de l'aridité de la langue, de la couleur noire des dents et du palais, et si d'abondantes boissons ne parviennent pas à diminuer cette soif, la maladie est sûrement mortelle. (Double.)

De la voix.

La voix faible avec perte de forces, est de très mauvais augure dans les fièvres graves. (BAGLIVI.)

Les malades qui sont très faibles et qui perdent la parole, sont près de la mort. (HIPP.)

Ceux qui après un grand délire perdent la parole, sont près de la mort. (HIPP.)

De la respiration.

Lorsque dans une fièvre continue il y a délire et difficulté de respirer, c'est un signe mortel. (HIPP.)

Lorsque l'air aspiré sort froid de la bouche, c'est un signe mortel. (HIPP.)

Lorsque la respiration est petite et lente, c'est un signe mortel. (BAGLIVI.)

Si le délire succède à la fluxion de poitrine, le cas est très grave. (HIPP.)

La difficulté de respirer, accompagnée de couleur bleue violacée, de la peau ou des lèvres, des gencives et de la langue, indique un commencement d'asphyxie et par suite la mort.

La respiration rare et grande est un signe mortel. (HIPP.)

La respiration est dite rare lorsque les mouvements respiratoires n'atteignent pas le chiffre de quinze par minute; grande, celle dont chaque mouvement est très prolongé. Il s'opère généralement de quinze à vingt mouvements respiratoires par minute chez l'homme; il y en a davantage chez l'enfant et chez la femme. Un mouvement respiratoire se compose de l'inspiration et de l'expiration.

La respiration est dite grande ou petite, selon le degré d'ampliation ou de développement que présente la poitrine. Elle est lente ou vite, relativement aux intervalles de temps qui existent entre les inspirations et les expirations : la respiration est dite vite, s'il n'y a pas, ou que très peu de temps entre ces deux mouvements; et lente, dans le cas contraire.

L'organe de la respiration, le poumon, est le premier vivant et presque toujours le dernier mourant. Pour peu que l'on observe d'agonies, on se convaincra que le plus grand nombre termine la vie par un engorgement du poumon, l'asphyxie. Or, la respiration difficile, qu'elle soit obscure, grande ou petite, rare ou fréquente, sublime (c'est à dire rare et grande tout à la fois), vite ou lente, égale ou inégale, intermittente, libre ou gênée; suspirieuse, c'est à dire accompagnée d'un bruit analogue à celui du soupir; luctueuse, d'un bruit plaintif; stertoreuse, qui fait entendre une sorte de bouillonnement dans l'inspiration et l'expiration; ronflante, accompagnée d'un bruit dans l'arrière-gorge; bruissante, quand un bruissement semble avoir lieu dans la poitrine; râlante, quand elle est accompagnée de râle; sifflante, quand elle est accompagnée de sifflement : tous ces symptômes sont des signes très graves.

Des crachats.

Quand les crachats se suppriment dans la phthisie pulmonaire, la mort est prochaine. (Hipp.)

Les crachats livides, sanieux, semblables à de la lie de vin rouge, désignent la gangrène du poumon. (Hipp.)

Les crachats bourbeux, c'est à dire ressemblant à de l'argile délayée dans l'eau, annoncent une mort prochaine. (Hipp.)

On peut distinguer les crachats purulents de ceux qui

ne le sont pas en faisant cracher le malade dans l'eau : les crachats purulents sont miscibles à l'eau, s'y délayent par l'agitation sans laisser de filaments, ou se précipitent promptement au fond de l'eau; tandis que les crachats simplement muqueux, par leur cohérence et leur viscosité, surnagent et ne se mêlent pas à l'eau.

Des hémorrhagies.

Dans les maladies graves, toute hémorragie qui ne soulage pas est mortelle. (DURET.)

Les pertes de sang qui arrivent aux femmes grosses, sont toujours d'autant plus dangereuses que le terme de la grossesse est plus avancé. (MAURICEAU.)

Chez les femmes grosses, les pertes de sang qui sont accompagnées de fréquentes syncopes ou de convulsions, sont très souvent mortelles (MAURICEAU.)

Lorsque chez les malades atteints de crachements de sang, succède le crachement du pus, et au crachement du pus la suppression des crachats, la mort est prochaine. (HIPP.)

Le crachement d'un sang noir et poreux, comme l'éponge, ou sanieux et fétide, est un signe de gangrène de quelque partie du poumon, et un pronostic certain de la mort. (BAGLIVI.)

Des apoplexies.

C'est un mauvais signe pour ceux qui ont réchappé d'une attaque d'apoplexie, s'ils s'affligent souvent pour la moindre cause et sans sujet. (BAGLIVI.)

Du délire.

Lorsque, dans une fièvre continue, le délire est accompagné de la gêne de la respiration, le cas est mortel. (HIPP.)

Lorsque le délire est compliqué de mouvements convulsifs, soit aux poignets, soit aux yeux, ou aux muscles de la face, du cou, de la tête, il est mortel. (Leroy.)

Si le délire cesse sans raison ; si le malade reprend sa connaissance avec la persistance des symptômes qui accompagnaient le délire, la mort du malade est très prochaine. (Leroy.)

Le délire accompagné de frayeur et de découragement, avec le froid des extrémités et des sueurs froides au front, est un signe mortel. (Hipp.)

Les malades qui dans leur délire palpent leurs couvertures, les murailles, les rideaux, qui grattent avec leurs mains, qui amassent des flocons, sont proches de la mort. (Hipp.)

Le délire avec silence chez les malades qui n'ont pas perdu la parole, est un signe mortel. (Hipp.)

Lorsqu'au délire succède la léthargie, c'est un mauvais signe; ce n'en est pas un si mauvais lorsqu'à la léthargie succède le délire. (Baglivi.)

Il y a délire toutes les fois qu'il y a aberration dans les facultés intellectuelles, désaccord dans les fonctions du cerveau ; c'est à dire lorsque les sensations ne sont point en rapport avec les objets extérieurs, lorsque les jugements et les déterminations ne sont point en rapport avec les idées.

Le délire devra toujours être considéré comme un signe des plus graves, lorsqu'il sera accompagné d'un des symptômes suivants : tristesse, murmure entre les dents, taciturnité, regard inquiet et fixe, pleurs, fureur, somnolence, soubresauts dans les tendons, convulsions partielles ou générales, tétanos, catalepsie.

Du sommeil et des veilles.

Le sommeil et la veille excessifs, sont tous les deux de mauvais augure. (HIPP.)

Le coma, la léthargie, sont toujours dangereux; mais ils sont mortels lorsqu'ils sont accompagnés de refroidissement. (HIPP.)

Des vertiges ténébreux, l'horreur de la lumière, un profond sommeil et une chaleur brûlante, ne laissent aucune espérance. (HIPP.)

Ceux qui ayant la fièvre ne dorment point et sont cependant tranquilles et sans inquiétude, qui ne parlent pas à moins que l'on ne les interroge, et qui retirent la main en tremblant lorsqu'on leur tâte le pouls, sont dans le plus grand danger. (RIVIÈRE. BAGLIVI.)

Des convulsions, des douleurs et du hoquet.

Dans la première enfance, les convulsions primitives, c'est à dire qui arrivent au début des maladies, sont sans danger; celles qui surviennent après quelques jours de fièvre sont le plus souvent mortelles.

Les convulsions ou le hoquet après une grande hémorragie sont très graves. (HIPP.)

Les convulsions à la suite d'une blessure sont mortelles. (HIPP.)

Lorsqu'une forte douleur vient à cesser subitement tandis que la fièvre persiste ou augmente, si le pouls est petit, fréquent ou intermittent, avec des sueurs froides, c'est un signe de gangrène dans la partie siége de la douleur, et la mort ne se fera pas longtemps attendre (BAGLIVI.)

Les convulsions épileptiques qui précèdent, accompagnent ou suivent l'accouchement ou l'avortement, sont ordinairement mortelles. (LEROY.)

Chez les femmes grosses, les convulsions qui sont accompagnées de grandes pertes de sang sont presque toujours mortelles. (MAURICEAU.)

Ceux qui ont'des convulsions et auxquels la voix vient à manquer, meurent. (HIPP.)

Dans les maladies aiguës, le hoquet, accompagné de la jaunisse, est un signe mortel. (HIPP.)

Le hoquet qui survient dans les fièvres est un signe très pernicieux. (HIPP.)

Les femmes qui ont des convulsions après un avortement, en échappent rarement. (BAGLIVI.)

Les convulsions, à la suite du délire, sont mortelles.

Du pouls.

Un pouls petit et fréquent précède la mort dans la plupart des maladies aiguës. (BAGLIVI.)

Ce symptôme seul ne suffit pas : il ne peut avoir de la valeur que lorsqu'il est accompagné de plusieurs ou d'un seul au moins des signes précédents.

Il ne faut point tâter le pouls aussitôt que l'on arrive auprès du malade; ce symptôme doit être observé au contraire le dernier, parce que la vue du médecin et surtout du prêtre détermine presque toujours une émotion sur l'organe le plus sensible à l'influence des passions, le cœur, et conséquemment sur le pouls. Pour tâter le pouls avec fruit, il faut placer l'avant-bras dans un quart de flexion sur le bras; appliquer la pulpe de l'indicateur et celle du doigt major sur l'artère, et le pouce de la même main sur la face postérieure de l'os radius, c'est à dire du côté opposé à l'artère, afin de fixer légèrement le poignet.

Le pouls petit est celui dont les pulsations sont sentie avec de très petites dimensions.

De toutes les modifications du pouls, la fréquence est sans contredit celle qui se présente dans la très grande majorité des maladies, et est susceptible d'être appréciée avec le plus de précision. Ce symptôme, réuni à la chaleur de la peau, constitue la fièvre. Le pouls est fréquent toutes les fois qu'il dépasse environ cent pulsations par minute chez les enfants, quatre-vingt-dix à l'époque de la puberté, soixante-dix chez les adultes, et soixante chez les vieillards. Toutefois, l'observation démontre que cette loi souffre de nombreuses exceptions : il est des adultes dont le pouls bat quatre-vingt-dix fois par minute sans que la santé en soit altérée, d'autres chez lesquels il ne bat que cinquante fois; il en est de même chez l'enfant et le vieillard. Le pouls, toutes choses égales d'ailleurs, sera toujours plus petit et plus fréquent au même âge, chez la femme que chez l'homme. Parmi les animaux, la fréquence du pouls est en raison inverse de la force et de la grosseur de l'animal : le pouls du bœuf bat trente-cinq fois, et celui de la brebis soixante, dans le même espace de temps; il bat aussi moins souvent chez l'athlète que chez l'homme faible.

Lorsqu'une fièvre aiguë parvient au septième ou au huitième jour sans qu'il s'y développe aucun des signes qui caractérisent les fièvres dangereuses, on peut être tranquille, et assurer qu'elle sera exempte de danger. (LEROY.)

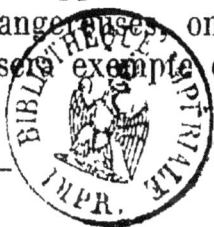

समाप्त

www.ingramcontent.com/pod-product-compliance
Lightning Source LLC
Chambersburg PA
CBHW050431210326
41520CB00019B/5880